Salades creatives

Receptes innovadores i fàcils de salades per a tots els paladars

Núria Garcia

Resum

Amanida cremosa i cruixent 9
Amanida de cansalada Bistro 11
Amanida de tonyina al curri 13
Amanida d'espinacs de nabius 15
Amanida d'espinacs de les Bermudes 17
Amanida d'espinacs i bolets 19
Deliciosa amanida d'espinacs 21
amanida Cesar 22
Amanida amb Pernil, Peres Caramelitzades i Nous 25
Amanida de romaní i mandarina amb amaniment de rosella 27
Amanida de la casa d'estil restaurant 29
Amanida d'espinacs 31
Amanida d'espinacs Super Seven 33
Deliciosa amanida 34
Amanida d'espinacs i ordi 35
Amanida de maduixa, kiwi i espinacs 37
Amanida d'espinacs i magrana 38
Amanida d'espinacs amb gelatina de pebre 39
Amanida d'espinacs i pebrot vermell super fàcil 40
Amanida d'espinacs, síndria i menta 41
Bonica amanida de magrana 43
Amanida cruixent de poma i ametlla 44
Delicia de mandarina, gorgonzola i ametlla 45
Amanida romana i taronges saltejades 46

Amanida addictiva 47

Amanida de col rizada amb magrana, llavors de gira-sol i ametlles en escates 49

Amanida de feta de magrana amb vinagreta de llimona de Dijon 51

Amanida de rucola, fonoll i taronja 53

Amanida d'espinacs, síndria d'alvocat 54

Amanida d'alvocat, kale i quinoa 55

Amanida de carbassó amb amaniment especial 57

Amanida de verdures i cansalada 59

Amanida de cogombre cruixent 61

Colorida amanida de verdures i formatge 63

Amanida cremosa de cogombre 65

Amanida de bacó i bròquil 67

Amanida de verdures i pa de blat de moro 69

Amanida de mongetes i verdures 71

Amanida de blat de moro i olives 73

Amanida de blat de moro 75

Amanida hongaresa fresca 77

Combinació perfecta de tomàquet, cogombre i ceba 79

Amanida clàssica de cogombre 81

Amanida de tomàquet amb esquitxat de cirera 83

Amanida d'espàrrecs 85

Amanida de pasta i mongetes negres 87

Amanida d'espinacs i remolatxa 89

Amanida de patates amb vinagre balsàmic 91

Amanida de tomàquet marinat 93

Sabrosa amanida de bròquil 95

Amanida italiana de blat de moro amb salsa italiana 97

Amanida d'espàrrecs i pebrot 98

Amanida de tomàquet i alfàbrega 100

Amanida de jardí colorida 102

Amanida de bolets 104

Amanida de quinoa, menta i tomàquet 106

Recepta d'amanida de xucrut 108

Amanida ràpida de cogombre 110

Llesques de tomàquet amb una salsa cremosa 112

Plat d'amanida de remolatxa 113

Amanida de pollastre i espinacs 115

Amanida alemanya de cogombre 117

Amanida de cítrics colorida amb un amaniment únic 119

Amanida de patata, pastanaga i remolatxa 121

Amanida d'espinacs i mores 122

Amanida de verdures amb formatge suís 124

Saborosa amanida de pastanaga 126

Amanida de verdures marinades 128

Amanida de blat de moro de color torrat 130

Cogombre cremós 132

Amanida de tomàquet i bolets marinats 134

Amanida de mongetes 136

Amanida de remolatxa amb all 138

Blat de moro marinat 139

Amanida de pèsols 141

Amanida de naps 143

Amanida d'alvocat de poma 145

Amanida de blat de moro, mongetes i ceba ... 147
Amanida vegetariana italiana ... 149
Amanida de pasta de marisc ... 151
Amanida de verdures a la planxa ... 153
Deliciosa amanida de blat de moro d'estiu ... 155
Amanida de pèsols cruixents amb caramel ... 157
Amanida màgica de mongetes negres ... 159
Molt bona amanida grega ... 161
Increïble amanida tailandesa de cogombre ... 163
Amanida d'alfàbrega de tomàquet alta en proteïnes ... 165
Amanida ràpida d'alvocat i cogombre ... 167
Amanida d'ordi amb tomàquet i feta ... 169
Amanida anglesa de cogombre i tomàquet ... 171
Amanida d'albergínia de l'àvia ... 173
Amanida de pastanaga, cansalada i bròquil ... 175
Amanida de cogombre i tomàquet amb crema agra ... 177
Amanida de Tortellini de tomàquet ... 179
Bròquil i cansalada en salsa de maionesa ... 182
Amanida de pollastre amb crema de cogombre ... 184
Verdures amb salsa de rave picant ... 186
Amanida de pèsols dolços i pasta ... 188
Amanida de pebrot de color ... 190
Amanida de pollastre, tomàquets secs i pinyons amb formatge ... 192
Amanida de mozzarella i tomàquet ... 194
Amanida de carbassó picant ... 196
Amanida de tomàquet i espàrrecs ... 198
Amanida de cogombre amb menta, ceba i tomàquet ... 200

Adas salatas 202
Ajvar 204
Amanida de Bakdoonsiyyeh 206
Amanida Rellen 207
Amanida de Curtido 209
Amanida Gado Gado 211
Hobak Namulu 213
Amanida Horiatiki 215
Amanida de pollastre Waldorf 217

Amanida cremosa i cruixent

ingredients

Una tassa de maionesa

2 cullerades. vinagre de sidra de poma

1 culleradeta. Llavors de comí

1 col de cap, triturada

2 escalunyes, picades

2 pomes verdes, tallades a rodanxes

1 tassa de cansalada

Sal i pebre al gust

Mètode

La maionesa s'ha de barrejar amb llavors de comí i vinagre de sidra de poma. Quan estigui ben barrejat, tireu la barreja amb la col picada finament, les escalunyes, les pomes verdes i la cansalada cuita. En aquest moment barregem bé els ingredients, després salpebrem al gust, salpebrem si cal, al gust i després reservarem una estona abans de servir.

Gaudeix!!

Amanida de cansalada Bistro

ingredients

1 tassa de cansalada

2 cullerades. vinagre de sidra de poma

1 culleradeta. Mostassa de Dijon

Oli d'oliva

1 munt de verdures misclun

Sal i pebre al gust

1 ou, escalfat

Mètode

Primer es fregeix la cansalada i després es talla la cansalada fregida. Ara barregeu el vinagre de sidra, la mostassa de Dijon, l'oli d'oliva, la sal i el pebre en un bol. Després de barrejar bé tots aquests ingredients, combineu aquesta barreja amb les verdures de mesclun. A continuació, guarniu l'amanida amb la cansalada picada i l'ou poché.

Gaudeix!!

Amanida de tonyina al curri

ingredients

1 culleradeta. pols de curri

Oli vegetal

½ tassa Una tassa de maionesa

Suc de llima

Una llauna de tonyina

2 cebes vermelles, tallades a rodanxes

1 manat de coriandre

10-12 panses daurades

Sal i pebre al gust

Mètode

El curri en pols es torra amb oli vegetal i després es deixa refredar. Ara poseu en un bol la maionesa, el suc de llima, la sal i el pebre i barregeu-ho bé. Ara agafeu la pols rostida i aquesta barreja i barregeu-la amb la melodia en conserva, el coriandre, la ceba vermella i les panses. Barrejar bé, i després servir l'amanida deliciosa al gust i interessant.

Gaudeix!!

Amanida d'espinacs de nabius

ingredients

½ tassa de mantega

Menys d'una tassa d'ametlles, blanquejades

Una lliura d'espinacs, tallats a trossos

Una tassa de nabius secs

1 culleradeta. Llavors de sèsam, torrades

1 culleradeta. Llavors de rosella

1/2 tassa de sucre blanc

1 ceba, picada

1 culleradeta. Pebre vermell

Aproximadament 1/2 tassa de vinagre de vi blanc

vinagre de sidra de poma

1/2 tassa d'oli vegetal

Mètode

Agafeu una paella i foneu la mantega amb l'oli a foc lent, afegiu-hi les ametlles i les torrarem. I quan estigui torrat, ho deixem refredar una estona. Ara agafeu un altre bol de mida mitjana, barregeu les llavors de sèsam, les llavors de rosella, el sucre, la ceba, amb el vinagre de vi blanc, el vinagre de poma i l'oli. A continuació, barregeu aquesta barreja amb els espinacs i finalment aboqueu-lo al bol d'ametlles torrades i nabius secs. Llavors l'amanida està llesta per servir.

Gaudeix!!

Amanida d'espinacs de les Bermudes

ingredients

5-6 ous

1/2 lliure de cansalada

Uns dos quilos d'espinacs, ben picats

3 crutones

1 tassa de bolets

1 ceba

Una tassa de sucre blanc

Oli vegetal

1 culleradeta. Pebre negre, mòlt

llavors d'api

1 culleradeta. Mostassa de Dijon

Mètode

Col·loqueu els ous en una paella i cobriu la cassola completament amb aigua freda, després porteu l'aigua a ebullició, deixeu que l'ou s'instal·li a l'aigua, després deixeu la paella a un costat i deixeu-la refredar. Quan els ous estiguin freds, peleu-los i talleu-los. En aquest moment poseu la cansalada en una paella i deixeu-la coure fins que quedi daurada. Després de cuinar-los, escorreu-los. Ara agafem la resta d'ingredients i barregem bé. Quan estigui ben barrejat, l'amanida està llesta per servir.

Gaudeix!!

Amanida d'espinacs i bolets

ingredients

1 lliure de cansalada, tallada a rodanxes

3 ous

1 culleradeta. sucre blanc

2-3 cullerades. d'aigua

2 cullerades. de vinagre de sidra de poma

Un quilo d'espinacs

sal

Aproximadament mig quilo de xampinyons, tallats a rodanxes

Mètode

Agafeu una paella gran i coeu les rodanxes de cansalada amb l'oli a foc mitjà. Quan la cansalada s'hagi daurat, l'esmicoleu i reserveu-la i al mateix temps reserveu el greix de la cansalada. Ara poseu els ous a la cassola i cobriu-los amb aigua i després porteu l'aigua a ebullició. A continuació, traieu els ous del forn i deixeu-los refredar, peleu-los i talleu-los a rodanxes. Ara poseu el sucre, l'aigua, el vinagre i la sal a la paella amb el llard i escalfeu-los bé. Ara poseu tots els ingredients amb els espinacs en un bol gran, barregeu-los i la deliciosa amanida ja està a punt per servir.

Gaudeix!!

Deliciosa amanida d'espinacs

ingredients

3 ous

Una lliura de cansalada, a rodanxes

Manat d'espinacs, nets i assecats

Al voltant d'una tassa de sucre

1/2 tassa de vinagre blanc

Una tassa de vinagre de vi negre

3 cebes verdes

Mètode

Agafeu els ous a una cassola i cobriu-los amb prou aigua freda i després porteu l'aigua a ebullició, tapant la cassola. Quan els ous estiguin a punt, deixeu-los refredar i després peleu-los i talleu-los a rodanxes o a rodanxes. Ara poseu els pèsols a la paella i deixeu-los coure a foc lent. Quan la cansalada estigui daurada, transferiu-la a un bol gran amb els espinacs i les cebes verdes. Aboqueu el llard i la resta d'ingredients al bol, barregeu-ho bé i llavors l'amanida ja està a punt per servir.

Gaudeix!!

amanida Cesar

Ingredients:

1 cap d'enciam romaní

2 tasses de crutones

1 suc de llimona

1 salsa Worcestershire Dash

6 grans d'all, picats

1 cullerada. Mostassa de Dijon

½ tassa d'oli d'oliva

¼ tassa de parmesà ratllat

Mètode

Tritureu els crostons en un bol profund. Per deixar de banda. Barregeu la mostassa, el suc de llimona i la salsa Worcestershire en un bol. Barregeu bé en una batedora i afegiu lentament l'oli d'oliva fins que quedi cremós. Aboqui el condiment sobre l'enciam. Afegiu-hi els crostons i el formatge i barregeu-ho bé. Serviu immediatament.

Gaudeix!

Amanida amb Pernil, Peres Caramelitzades i Nous

Ingredients:

2 tasses de suc de taronja

2 cullerades. vinagre de vi negre

2 cullerades. ceba vermella ben picada

1 cullerada. sucre blanc

1 cullerada. vi blanc

1 tassa de nous tallades a la meitat

½ tassa de sucre blanc

tassa d'aigua

¾ tassa d'oli d'oliva verge extra

1 cullerada. Mantega

2 Peres - pelades, pelades i tallades a rodanxes

Pernil, tallat a tires fines - 1/4 lliures

2 cors romans, esbandits i esquinçats

Mètode

En una cassola mitjana, escalfeu primer el suc de taronja a foc mitjà-alt, remenant sovint, fins que es redueixi 1/4. Posar a la batedora, juntament amb el vinagre, la ceba, el sucre, el vi, la sal i el pebre. Desfeu la mantega en una paella antiadherent a foc mitjà sense deixar de batre a velocitat baixa, traieu el tap i regeix amb oli d'oliva per emulsionar l'amaniment. Afegiu el sucre i l'aigua i deixeu-ho coure sense parar de remenar. Sofregiu les peres i les nous en mantega durant 3 minuts. Retirar del foc i deixar refredar. Afegiu-hi la vinagreta. Ara serviu-lo en un plat gran italià.

Gaudeix!

Amanida de romaní i mandarina amb amaniment de rosella

Ingredients:

6 llesques de cansalada

1/3 tassa de vinagre de sidra de poma

tassa de sucre blanc

½ tassa de ceba vermella picada gruixuda

½ culleradeta. Mostassa seca en pols

culleradeta. sal

½ tassa d'oli vegetal 1 culleradeta. Llavors de rosella

10 tasses de fulles d'enciam romaní trencades

Falques de mandarina de 10 oz escorregudes

¼ tassa d'ametlles en escates torrades

Mètode

Daurar la cansalada en una paella. Escórrer, esmicolar i reservar. Poseu el vinagre, el sucre, la ceba vermella, la mostassa en pols i la sal al bol de la batedora. Reduïu la velocitat de la batedora a mitjana-baixa. Incorporeu les llavors de rosella, ara barregeu-les fins que s'incorporin i l'amaniment sigui cremós. Aboqueu l'enciam romaní amb la cansalada esmicolada i les mandarines en un bol gran. Cobrir amb l'amaniment i servir immediatament.

Gaudeix!

Amanida de la casa d'estil restaurant

Ingredients:

Canvia porcions

1 enciam romà de cap gran - esbandit, assecat i tallat a trossos

Pot de 4 oz de pebrot de Jamaica tallat a daus, escorregut

2/3 tassa d'oli d'oliva verge extra

1/3 tassa de vinagre de vi negre

1 culleradeta. sal

1 Big Head Iceberg - esbandit, assecat i tallat a trossos

14 oz de cors de carxofa, escorreguts i tallats a quarts

1 tassa de ceba vermella a rodanxes

culleradeta. Pebre negre mòlt

2/3 tassa de formatge - parmesà ratllat

Mètode

Combina tots els ingredients en un bol i barregem bé. Serviu immediatament.

Gaudeix!

Amanida d'espinacs

Ingredients:

Canvia porcions

½ tassa de sucre blanc

1 tassa d'oli vegetal

2 cullerades. Salsa Worcestershire

1/3 tassa de ketchup

½ tassa de vinagre blanc

1 ceba petita picada

450 g d'espinacs - esbandits, assecats i tallats a trossos d'una mossegada

4 oz de castanyes d'aigua escorregudes a rodanxes

5 llesques de cansalada

Mètode

Combina tots els ingredients en un bol i barregem bé. Serviu immediatament.

Gaudeix!

Amanida d'espinacs Super Seven

Ingredients:

Paquet de 6 oz fulles d'espinacs

1/3 tassa de formatge cheddar tallat a daus

1 poma Fuji pelada, pelada i tallada a daus

1/3 tassa de ceba vermella picada finament

¼ tassa de nabius secs ensucrats

1/3 tassa d'ametlles en escates blanquejades

3 cullerades. Amanida per amanida de llavors de rosella

Mètode

Combina tots els ingredients en un bol i barregem bé. Serviu immediatament.

Gaudeix!

Deliciosa amanida

Ingredients:

8 tasses de fulles d'espinacs

11 oz Llauna de mandarines escorregudes

½ ceba vermella mitjana, tallada a rodanxes per separat

1 tassa de formatge feta esmicolat

1 tassa de vinagreta Amaniment d'amanida balsàmica

1 1/2 tasses de nabius secs ensucrats

1 tassa d'ametlla a rodanxes torrades amb mel

Mètode

Combina tots els ingredients en un bol i barregem bé. Serviu immediatament.

Gaudeix!

Amanida d'espinacs i ordi

Ingredients:

Paquet de pasta orzo sense cuinar de 16 oz

Paquet de 10 oz de fulles d'espinacs petits picades

½ lliura de formatge feta esmicolat

½ ceba vermella ben picada

tassa de pinyons

½ culleradeta. Alfàbrega seca

culleradeta. Pebre blanc mòlt

½ tassa d'oli d'oliva

½ tassa de vinagre balsàmic

Mètode

Porta a ebullició una olla gran d'aigua lleugerament salada. Transferiu a un bol gran i afegiu-hi els espinacs, la feta, la ceba, els pinyons, l'alfàbrega i el pebre blanc. Afegiu-hi l'ordi i deixeu-ho coure durant 8-10 minuts, escorreu i esbandiu amb aigua freda. Amaniu amb oli d'oliva i vinagre balsàmic. Refrigerar i servir fred.

Gaudeix!

Amanida de maduixa, kiwi i espinacs

Ingredients:

2 cullerades. Vinagre de gerds

2 1/2 cullerades. Melmelada de gerds

1/3 tassa d'oli vegetal

8 tasses d'espinacs, esbandits i tallats a trossos d'una mossegada

½ tassa de nous picades

8 maduixes a quarts

2 kiwis pelats i tallats a rodanxes

Mètode

Combina tots els ingredients en un bol i barregem bé. Serviu immediatament.

Gaudeix!

Amanida d'espinacs i magrana

Ingredients:

1 bossa de 10 unces de fulles d'espinacs infantils, esbandides i escorregudes

1/4 de ceba vermella, tallada a rodanxes molt fines

1/2 tassa de nous picades

1/2 tassa de feta esmicolada

1/4 tassa de brots d'alfals, opcional

1 magrana, pelada i sense llavors

4 cullerades. vinagre balsàmic

Mètode

Poseu els espinacs en una amanida. Decoreu amb ceba vermella, nous, feta i brots. Espolvorear les llavors de magrana i regar amb la vinagreta.

Gaudeix!

Amanida d'espinacs amb gelatina de pebre

Ingredients:

3 cullerades. Delicada gelatina de pebre

2 cullerades. Oli d'oliva

1/8 culleradeta. sal

2 tasses de fulles d'espinacs

2 oz de formatge de cabra a rodanxes

1/8 culleradeta. Mostassa de Dijon

Mètode

Combina tots els ingredients en un bol i barregem bé. Serviu immediatament.

Gaudeix!

Amanida d'espinacs i pebrot vermell super fàcil

Ingredients:

tassa d'oli d'oliva

Paquet d'espinacs de 6 oz

½ tassa de formatge - parmesà ratllat

tassa de vinagre d'arròs

1 pebrot vermell picat

Mètode

Combina tots els ingredients en un bol i barregem bé. Serviu immediatament.

Gaudeix!

Amanida d'espinacs, síndria i menta

Ingredients:

1 cullerada. Llavors de rosella

¼ tassa de sucre blanc 10 oz Bossa de fulles d'espinacs nadons

1 tassa de vinagre de sidra de poma

tassa de salsa Worcestershire

½ tassa d'oli vegetal

1 cullerada. llavors de sèsam

2 tasses de síndria tallada a daus amb llavors

1 tassa de fulles de menta ben picades

1 ceba vermella petita tallada a rodanxes fines

1 tassa de pacanes torrades picades

Mètode

Combina tots els ingredients en un bol i barregem bé. Serviu immediatament.

Gaudeix!

Bonica amanida de magrana

Ingredients:

Llauna de 10 oz de mandarines escorregudes

10 unces de fulles d'espinacs

10 unces de fulles de coet

1 Magrana pelada i les llavors separades

½ ceba vermella tallada a rodanxes fines

Mètode

Combina tots els ingredients en un bol i barregem bé. Serviu immediatament.

Gaudeix!

Amanida cruixent de poma i ametlla

Ingredients:

Paquet d'amanida mixta de 10 oz

½ tassa d'ametlla en escates

½ tassa de formatge feta esmicolat

1 tassa de pastís de poma picat i sense cor

¼ tassa de ceba vermella a rodanxes

tassa de panses daurades

1 tassa de vinagreta de gerds

Mètode

Combina tots els ingredients en un bol i barregem bé. Serviu immediatament.

Gaudeix!

Delicia de mandarina, gorgonzola i ametlla

Ingredients:

½ tassa d'ametlles en escates blanquejades, torrades en sec

1 tassa de Gorgonzola

2 cullerades. vinagre de vi negre

11 oz de mandarines, suc reservat

2 cullerades. Oli vegetal

12 oz d'amanida mixta

Mètode

Combina tots els ingredients en un bol i barregem bé. Serviu immediatament.

Gaudeix!

Amanida romana i taronges saltejades

Ingredients:

½ tassa de suc de taronja

1 enciam romà de cap gran - esquinçat, rentat i assecat

3 llaunes de mandarines

½ tassa d'ametlla en escates

3 cullerades. Oli d'oliva

2 cullerades. vinagre de vi negre

½ culleradeta. Pebre negre mòlt

culleradeta. sal

Mètode

Combina tots els ingredients en un bol i barregem bé. Serviu immediatament.

Gaudeix!

Amanida addictiva

Ingredients:

1 tassa de maionesa

½ tassa de formatge ratllat

½ tassa de pastanaga ratllada

¼ tassa de formatge fresc - parmesà ratllat

2 cullerades. sucre blanc

Paquet de 10 oz de barreja d'enciam de primavera

½ tassa Flors petites de coliflor Petites

½ tassa de trossos de cansalada

Mètode

En un bol petit, 1/4 tassa de parmesà, sucre i maionesa es combinen fins que estiguin ben barrejats. Cobrir, després refrigerar durant la nit. Combina l'enciam, els trossos de cansalada, 1/2 tassa de pastanaga, el parmesà i la coliflor en un bol gran. Barrejar amb l'amaniment fred just abans de servir.

Gaudeix!

Amanida de col rizada amb magrana, llavors de gira-sol i ametlles en escates

Ingredients:

½ lliura de col

1 1/2 tasses de llavors de magrana

5 cullerades. Vinagre balsàmic

3 cullerades. oli d'oliva verge extra

2 cullerades. Llavors de gira-sol

1/3 tassa d'ametlles en escates

5 cullerades. Vinagre d'arròs amb aroma de xili

Sal al gust

Mètode

Rentar i treure l'excés d'aigua de la col. Talleu les fulles fins que estiguin fines però encara una mica de fulla. Les ametlles a rodanxes, la col triturada, les llavors de magrana i les llavors de gira-sol es barregen en un bol gran; tirar per combinar. Traieu les costelles i les tiges centrals. L'oli d'oliva, el vinagre d'arròs i la barreja de vinagre balsàmic es regeixen sobre la barreja de col i es barregen. Es condimenta amb sal per servir.

Gaudeix!

Amanida de feta de magrana amb vinagreta de llimona de Dijon

Ingredients:

Paquet de verdures mixtes per a nens de 10 oz

Paquet de 8 oz de formatge feta esmicolat

1 llimona ratllada i espremuda

1 culleradeta. Mostassa de Dijon

1 Magrana pelada i les llavors separades

3 cullerades. vinagre de vi negre

3 cullerades. Oli d'oliva verge extra

Sal i pebre al gust

Mètode

L'enciam, el formatge feta i les llavors de magrana es col·loquen en un bol gran. A continuació, el suc i la ratlladura de llimona, el vinagre, la mostassa, la sal, l'oli d'oliva i el pebre es barregen en un bol gran a part. La barreja s'aboca sobre l'amanida i es remena per cobrir. Ara serveix immediatament per cavar.

Gaudeix!

Amanida de rucola, fonoll i taronja

Ingredients:

½ culleradeta. Pebre negre mòlt

tassa d'oli d'oliva

1 munt de coets

1 cullerada. mel

1 cullerada. Suc de llimona

½ culleradeta. sal

2 Taronja pelada i segmentada

1 bulb de fonoll tallat a rodanxes fines

2 cullerades. Olives negres a rodanxes

Mètode

Combina tots els ingredients en un bol gran i barregem bé. Serviu immediatament. Gaudeix!

Amanida d'espinacs, síndria d'alvocat

Ingredients:

2 alvocats grans pelats, sense pinyol i tallats a daus

4 tasses de síndria tallada a daus

4 tasses de fulles d'espinacs

1 tassa de vinagreta Amaniment d'amanida balsàmica

Mètode

Combina tots els ingredients en un bol gran i barregem bé. Servir fred.

Gaudeix!

Amanida d'alvocat, kale i quinoa

ingredients

2/3 tassa de quinoa

1 munt de cols arrissades tallades a trossos de mida petita

½ alvocat, pelat i tallat a daus

1/3 tassa de pebrot vermell, picat

½ tassa de cogombre, tallat a daus

2 cullerades. Ceba vermella, ben picada

1 1/3 tasses d'aigua

1 cullerada. Feta esmicolada

Per al condiment

¼ tassa d'oli d'oliva 2 cullerades. Suc de llimona

1 ½ cullerada. Mostassa de Dijon

culleradeta. Sal marina

culleradeta. Pebre negre recent mòlt

Mètode

Afegiu la quinoa i l'aigua a una cassola. Porteu-ho a ebullició. Reduir el foc i coure entre 15 i 20 minuts. Mantingueu-ho a un costat. Cuina la col al vapor amb un vapor durant 45 segons. Batre tots els ingredients de l'amaniment en un bol. Barregeu la col rizada, la quinoa, l'alvocat i la resta d'ingredients i tireu-ho amb l'amaniment d'amanida.

Gaudeix!

Amanida de carbassó amb amaniment especial

ingredients

6 carbassons petits, a rodanxes fines

½ tassa de pebrot verd, picat

½ tassa de ceba, tallada a daus

½ tassa d'api, tallat a daus

1 pot de pebrots, escorreguts i tallats a daus

2/3 tassa de vinagre

3 cullerades. Vinagre de vi blanc

1/3 tassa d'oli vegetal

½ tassa de sucre

½ culleradeta. Pebre

½ culleradeta. sal

Mètode

Barregeu totes les verdures en un bol de mida mitjana i reserveu-les.

Barregeu tots els altres ingredients en un pot amb una tapa hermètica.

Agiteu la barreja amb força i aboqueu-la sobre les verdures. Sofregiu suaument les verdures. Cobrir i refrigerar durant la nit o almenys 8 hores. Servit fred.

Gaudeix!

Amanida de verdures i cansalada

ingredients

3 tasses de bròquil picat

3 tasses de coliflor picada

3 tasses d'api picat

6 llesques de cansalada

1 1/2 tassa de maionesa

tassa de parmesà

1 paquet de pèsols congelats, descongelats

1 tassa de nabius secs ensucrats

1 tassa de cacauets espanyols

2 cullerades. ceba ratllada

1 cullerada. Vinagre de vi blanc

1 culleradeta. sal

¼ tassa de sucre blanc

Mètode

Cuini la pancetta en una paella gran i profunda fins que estigui ben daurada. Col·loqueu-lo al plat i tritureu-lo. En un bol gran, combineu el bròquil, la coliflor, els pèsols, els nabius i l'api. En un altre bol, barregeu el formatge, la maionesa, la ceba, el sucre, el vinagre i la sal. Aboqueu la barreja sobre les verdures. Aboqueu-hi les nous, la cansalada i daureu-la bé. Servir immediatament o fred.

Gaudeix!

Amanida de cogombre cruixent

ingredients

2 quarts de cogombres petits, tallats a rodanxes amb pell

2 cebes, tallades a rodanxes fines

1 tassa de vinagre

1 ¼ tassa de sucre

1 cullerada. sal

Mètode

Barregeu la ceba, el cogombre i la sal en un bol i deixeu-ho en remull durant 3 hores. Agafeu una cassola i afegiu-hi el vinagre i deixeu-ho escalfar. Afegiu el sucre i remeneu contínuament fins que el sucre s'hagi dissolt. Traieu el cogombre de la barreja remullada i escorreu l'excés de líquid. Afegiu el cogombre a la barreja de vinagre i remeneu. Col·loqueu la barreja en bosses o recipients de plàstic per congelar. Congela'l. Descongelar i servir fred.

Gaudeix!

Colorida amanida de verdures i formatge

ingredients

1/3 tassa de pebrot vermell o verd, tallat a daus

1 tassa d'api, tallat a daus

1 paquet de pèsols congelats

3 escabetx dolços, ben picats

6 enciam

2/3 tassa de maionesa ¾ tassa de formatge cheddar, tallat a daus

Pebre, acabat de mòlta

Sal al gust

Mètode

Aconsegueix un bol gran. Barrejar la maionesa, el pebre i la sal. Afegiu pebre vermell o verd, escabetx, api i pèsols a la barreja. Barregeu bé tots els ingredients. Afegiu el formatge a la barreja. Refredar durant 1 hora. Col·loqueu les fulles d'enciam al plat d'amanida i amuntegueu la barreja a sobre de les fulles.

Gaudeix!

Amanida cremosa de cogombre

ingredients

9 tasses de cogombres, pelats i tallats a rodanxes fines

8 cebes verdes, ben picades

culleradeta. Sal de ceba

culleradeta. Sal d'all especiada

½ tassa de iogurt

½ tassa de maionesa baixa en greixos

culleradeta. Pebre

2 gotes de salsa de xili

¼ tassa de llet evaporada

¼ tassa de vinagre de sidra

tassa de sucre

Mètode

Aconsegueix un bol gran. Poseu en un bol el cogombre, les cebes verdes, la sal de la ceba, la sal d'all i el iogurt i barregeu-ho bé. Combina la maionesa, el pebre, la salsa de pebrot, la llet, el vinagre, el sucre i formem una mescla homogènia. Repartiu l'amaniment sobre la barreja de cogombre. Barregeu bé perquè totes les verdures quedin cobertes amb l'amaniment. Refrigerar l'amanida durant 4 hores. Serviu-ho fred.

Gaudeix!

Amanida de bacó i bròquil

ingredients

1 cap de bròquil, tallat a trossos d'una mossegada

10 llesques de cansalada

¼ tassa de ceba vermella, picada finament

½ tassa de panses

3 cullerades. Vinagre de vi blanc

1 tassa de maionesa

1 tassa de llavors de gira-sol

2 cullerades. sucre blanc

Mètode

Agafeu una paella gran. Cuini la pancetta fins que quedi daurada uniformement. Esmicolar i reservar. Poseu el bròquil, les panses i la ceba en un bol i barregeu la barreja. Agafeu un bol petit i barregeu la maionesa, el vinagre i el sucre. Transferiu-ho a la barreja de bròquil i barregeu-ho. Refrigerar durant dues hores. Abans de servir, afegiu-hi la cansalada i les llavors de gira-sol.

Gaudeix!

Amanida de verdures i pa de blat de moro

ingredients

1 tassa de pa de blat de moro, esmicolat gruixut

1 llauna de blat de moro sencer, escorregut

½ tassa de ceba, picada

½ tassa de cogombre, picat

½ tassa de bròquil, picat

½ tassa de pebrot verd i pebrot vermell dolç, ben picats

½ tassa de tomàquet sense llavors, picat

½ tassa de pebre en gra

Amaniment d'amanida ranxo

Sal i pebre al gust

Fulles d'enciam

Mètode

Aconsegueix un bol gran. Afegiu-hi el pa de blat de moro i les verdures. Remeneu la barreja. Espolseu la salsa d'amanida per sobre de la barreja. Afegiu sal i pebre segons el vostre gust. Torna-ho a llençar. Tapeu la barreja i poseu-la a la nevera durant almenys 4 hores. Posar l'amanida sobre les fulles d'enciam i servir.

Gaudeix!

Amanida de mongetes i verdures

ingredients

2 llaunes de blat de moro sencer, escorregudes

1 llauna de mongetes negres, esbandides i escorregudes

8 cebes verdes, ben picades

2 pebrots jalapeños, sense llavors i picats finament

1 pebrot verd, tallat a rodanxes fines

1 alvocat, pelat i tallat a daus

1 pot de pebrots pi

3 tomàquets, tallats a rodanxes

1/2 tassa de condiment per amanida italiana

1/2 culleradeta. sal d'all especiada

1 tassa de coriandre picat

1 llima, suc

Mètode

Barregeu les mongetes negres i el blat de moro en un bol gran. Afegiu les cebes verdes, el pebrot, els pebrots jalapeño, els pebrots, l'alvocat i els tomàquets i remeneu la barreja. Afegiu el coriandre, el suc de llima i el condiment italià sobre la barreja. Afegiu la sal d'all per condimentar. Tira-ho bé. Serviu-ho fred.

Gaudeix!

Amanida de blat de moro i olives

ingredients

1 paquet de blat de moro congelat

3 ous bullits

½ tassa de maionesa

1/3 tassa d'olives farcides de pebre Pi

2 cullerades. Cibulet, picat

½ culleradeta. Xili en pols

culleradeta. Comí en pols

1/8 culleradeta. sal

Mètode

Combina el blat de moro, els ous a rodanxes i les olives en un bol gran. Barregeu la maionesa i altres ingredients de l'amaniment en un bol de mida mitjana. Afegiu la maionesa a la barreja de blat de moro. Barregeu bé perquè totes les verdures i el blat de moro quedin coberts de maionesa. Tapa el bol. Poseu-ho a la nevera durant 2 hores. Servir fred.

Gaudeix!

Amanida de blat de moro

ingredients

6 Blat de moro, pelat, rentat i escorregut

3 tomàquets grans

1 ceba tallada a rodanxes fines

tassa d'alfàbrega, picada

2 cullerades. vinagre blanc

tassa d'oli d'oliva

Sal i pebre al gust

Mètode

Coure les llavors en una olla amb aigua bullint, escorreu-les i deixeu-les refredar. Talleu els grans de la panotxa. Agafeu un bol d'amanida gran. Barrejar blat de moro, alfàbrega, ceba, tomàquets, vinagre, sal i pebre i oli. Tira-ho bé. Servit fred.

Gaudeix!

Amanida hongaresa fresca

ingredients

1 paquet de verdures barrejades congelades, descongelades

1 tassa de coliflor

1/2 tassa de ceba verda a rodanxes

1/2 tassa d'olives farcides de pebrot a rodanxes

1/4 tassa d'oli de canola

3 cullerades. vinagre blanc

1/4 culleradeta. Pebre

1 culleradeta. sal d'all especiada

Mètode

Combina les verdures congelades, la coliflor, la ceba i les olives en un bol gran. Barregeu l'oli, l'all, la sal, el vinagre i el pebre a la batedora. Aboqui l'amaniment d'amanida sobre la barreja de verdures. Tira-ho bé. Refrigerar durant 2 hores abans de servir. Serviu-ho en un bon bol.

Gaudeix!

Combinació perfecta de tomàquet, cogombre i ceba

ingredients

2 cogombres grans, tallats a la meitat i sense llavors

1/3 tassa de vinagre de vi negre

1 cullerada. sucre blanc

1 culleradeta. sal

3 tomàquets grans tallats a trossos

2/3 tassa de ceba vermella picada gruixuda

Mètode

Combineu tots els ingredients i refrigereu durant la nit. Servir fred.

Gaudeix!

Amanida clàssica de cogombre

ingredients

2 cogombres grans, pelats i tallats a rodanxes

1 ceba dolça gran, tallada a rodanxes

2 culleradetes. sal

¼ tassa de pastanaga picada

1/3 tassa de vinagre

1 culleradeta. gingebre mòlt

5 culleradetes. sucre blanc

culleradeta. pebre negre gruixut

Mètode

Combina tots els ingredients i deixa marinar el cogombre a la nevera durant la nit. Servir fred.

Gaudeix!

Amanida de tomàquet amb esquitxat de cirera

ingredients

4 tasses de tomàquets cherry a la meitat

¼ tassa d'oli vegetal

3 cullerades. vinagre de sidra de poma

1 culleradeta. assecat

1 culleradeta. alfàbrega seca

1 culleradeta. orenga seca

½ culleradeta. sal

1 culleradeta. sucre blanc

Mètode

Combina tots els ingredients en un bol i reserva perquè els tomàquets s'estovin una mica. Barrejar bé i servir immediatament.

Gaudeix!

Amanida d'espàrrecs

ingredients

1 1/2 lliures d'espàrrecs, pelats i tallats a trossos de 2 polzades

1 cullerada. Vinagre d'arròs

1 culleradeta. vinagre de vi negre

1 culleradeta. Salsa de soja

1 culleradeta. sucre blanc

1 culleradeta. Mostassa de Dijon

2 cullerades. Oli de cacauet

1 cullerada. oli de sèsam

1 cullerada. llavors de sèsam

Mètode

Poseu el vinagre d'arròs, la salsa de soja, el vinagre de vi negre, el sucre i la mostassa en un pot tapat i barregeu-ho bé. Afegiu l'oli de cacauet i l'oli de sèsam lentament, remenant constantment fins que quedi suau.

Mantingueu-ho a un costat. Bullir els espàrrecs en aigua bullint i escórrer.

Poseu els espàrrecs en un bol gran. Rega'ls amb amanida per amanides.

Espolvorear amb llavors de sèsam i barrejar. Serviu immediatament.

Gaudeix!

Amanida de pasta i mongetes negres

ingredients

6 unces de pasta de closca petita cuita i escorreguda

1 llauna de pèsols d'ulls negres, esbandides i escorregudes

1 tassa de ceba verda a rodanxes

¾ tassa de cogombre pelat i tallat a daus

¾ tassa de tomàquet tallat a daus

¾ tassa de pebrot verd tallat a daus

1 pebrot jalapeño petit, picat finament

Per al condiment:

3 cullerades. Oli de colza

¼ got de vinagre de vi negre

1 culleradeta. Alfàbrega seca

1 culleradeta. Salsa de xili

1 culleradeta. Xili en pols

1 culleradeta. sucre

½ culleradeta. Sal aromatitzada

Mètode

Combina la pasta, els pèsols, la ceba verda, el cogombre, el tomàquet, el pebrot verd i el pebrot jalapeño al bol. Barregeu el condiment i rectifiqueu de sal. Espolseu el condiment per sobre de la barreja de verdures. Tira-ho bé. Servit fred.

Gaudeix!

Amanida d'espinacs i remolatxa

ingredients

1/2 lliure d'espinacs infantils, rentats i assecats

1 tassa de nous, picades gruixudes

2 1/2 cullerades. sucre blanc

1/3 de remolatxa en escabetx

¼ tassa de vinagre de sidra

½ culleradeta. All en pols

1 culleradeta. Granulats de brou de pollastre

4 oz de formatge de cabra, triturat

½ culleradeta. pebre negre

½ culleradeta. sal

¼ tassa d'oli vegetal

Mètode

Caramelitzeu les nous en una cassola, escalfant-les juntament amb una mica de sucre a foc fort. Processeu la remolatxa amb el vinagre de sidra de poma, l'all en pols, els grànuls de brou, la sal, el sucre restant i el pebre en un processador d'aliments. Aboqueu l'oli i torneu a barrejar fins que quedi homogeni. Combineu les nous i els espinacs ensucrats i feu un raig per sobre de l'amaniment. Espolvorear amb formatge i servir immediatament.

Gaudeix!

Amanida de patates amb vinagre balsàmic

ingredients

10 patates vermelles, bullides i tallades a daus

1 ceba tallada a rodanxes fines

1 llauna Cors de carxofa a quarts

½ tassa de pebrots vermells, rostits i després tallats a daus

1 llauna d'olives negres

½ tassa de vinagre balsàmic

1 culleradeta. Orenga seca

1 culleradeta. Alfàbrega seca

½ culleradeta. Mostassa en pols

3 culleradetes. Oli d'oliva

2 cullerades. julivert fresc

Mètode

Combineu tots els ingredients en un bol i barregeu bé perquè tots els ingredients quedin recoberts de vinagre. Refrigerar durant 2-4 hores. Servir fred.

Gaudeix!

Amanida de tomàquet marinat

ingredients

3 tomàquets

2 cullerades. Ceba picada

1 cullerada. Alfàbrega fresca

1 cullerada. julivert fresc

½ gra d'all

1/3 tassa d'oli d'oliva

1/4 tassa de vinagre de vi negre

1/4 culleradeta. Pebre

Sal al gust

Mètode

Agafeu un bon plat gran i poseu-hi els tomàquets. Agafeu un pot tapat i hi poseu el vinagre, l'oli, l'alfàbrega, el julivert, l'all i el pebrot picat i agiteu-ho enèrgicament, perquè tots els ingredients es combinen bé. Amaniu la barreja amb una mica de sal o segons el vostre gust. Aboqueu la barreja sobre els tomàquets. Tapeu bé i refrigereu durant la nit o durant un mínim de 4 hores. Servit fred.

Gaudeix!

Sabrosa amanida de bròquil

ingredients

1 1/2 lliures de bròquil fresc, tallat en floretes

3 grans d'all

2 cullerades. Suc de llimona

2 cullerades. Vinagre d'arròs

½ culleradeta. Mostassa de Dijon

Flocs de bitxo al gust

1/3 tassa d'oli d'oliva

Sal i pebre negre recent mòlt al gust

Mètode

Afegiu una mica d'aigua a una paella i afegiu-hi una mica de sal. Porteu a ebullició i afegiu-hi les floretes. Coure uns 5 minuts i escorreu-ho. En un bol petit, afegiu l'all, el vinagre, el suc de llimona, la mostassa, l'oli i els flocs de pebre vermell i bateu-los enèrgicament. Condimenteu-ho amb sal i pebre. Aboqueu-ho sobre el bròquil i barregeu-ho bé. Mantingueu-lo a temperatura ambient durant 10 minuts i després a la nevera durant 1 hora. Serviu-ho fred.

Gaudeix!

Amanida italiana de blat de moro amb salsa italiana

ingredients

1 llauna de blat de moro sencer

1 tassa de tomàquet fresc, picat finament

1 tassa de cogombre, pelat i picat

½ tassa d'api picat

½ tassa de pebrot verd o vermell dolç

2 cebes verdes

½ tassa de condiment per amanida italiana

Mètode

Posar el blat de moro en un bol i afegir les verdures una a una. Tira-ho bé.

Aboqueu l'amaniment d'amanida italiana embotellat i torneu a barrejar.

Cobrir i refrigerar durant diverses hores. Servir fred.

Gaudeix!

Amanida d'espàrrecs i pebrot

ingredients

1 ½ espàrrecs frescos, traieu-ne els extrems i talleu-los a trossos petits

2 pebrots grocs, sense llavors i tallats a rodanxes

¼ tassa d'ametlles tallades a rodanxes, torrades

1 ceba vermella

3 cullerades. Mostassa de Dijon ¼ tassa Oli d'oliva ½ tassa de formatge parmesà 3 grans d'all picat

2 culleradetes. Suc de llima 2 cullerades de sucre 1 cullerada. salsa calenta Barreja d'amaniments per amanides al gust

Mètode

Agafeu una safata de forn i disposeu els espàrrecs i els pebrots en una sola capa. Aboqueu oli d'oliva sobre les verdures. Establiu 400 graus F o 200 graus C i preescalfeu el forn. Poseu-hi la paella i rostiu-la durant 8-10 minuts. Gireu les verdures de tant en tant. Refredar i transferir les verdures a un bol gran. Afegiu-hi el formatge, la ceba, les ametlles torrades. Afegiu la resta de l'oli d'oliva, la mostassa en pols, el sucre, la salsa calenta, el suc de llima i l'amaniment d'amanides. Espolvoreu les verdures i barregeu-les. Serviu immediatament.

Gaudeix!

Amanida de tomàquet i alfàbrega

ingredients

3 tasses d'arròs cuit

1 cogombre, sense llavors i tallat a daus

1 ceba vermella

2 tomàquets

2 cullerades. Oli d'oliva

2 cullerades. vinagre de sidra de poma

1 culleradeta. Alfàbrega fresca

culleradeta. Pebre

½ culleradeta. sal

Mètode

Agafeu un bol gran i poseu-hi l'arròs, el cogombre, la ceba, els tomàquets i barregeu-los. En un pot tapat, combineu l'oli d'oliva, el vinagre de sidra de poma, l'alfàbrega i barregeu enèrgicament. Afegiu sal i pebre al gust. Espolvoreu la barreja d'arròs i barregeu-ho bé. Refrigerar durant diverses hores abans de servir.

Gaudeix!

Amanida de jardí colorida

ingredients

5 cullerades. vinagre de vi negre

3 cullerades. Oli de llavors de raïm

1/3 tassa de coriandre fresc picat

2 llimes

1 culleradeta. Sucre blanc2 grans d'all picat

1 paquet de soja verda sense closca congelada

1 llauna de mongetes negres

3 tasses de grans de blat de moro congelats

1 litre de tomàquets cherry dividits en quarts

4 cebes verdes tallades a rodanxes fines

culleradeta. sal

Mètode

Batre el vinagre, l'oli, el suc de llima, el coriandre, l'all, el sucre i la sal en un pot tapat o un bol gran per formar una barreja homogènia. Mantingueu-ho a un costat. Coure la soja fins que estigui ben tendre. Cuini el blat de moro durant 1 minut. Escorreu la soja i el blat de moro de l'aigua i transferiu-los a un bol gran. Afegiu el condiment. Remeneu-ho suaument. Afegiu els tomàquets, la ceba a la barreja i barregeu. Cobrir la barreja. Refrigerar de 2 a 4 hores. Servir fred.

Gaudeix!

Amanida de bolets

ingredients

1 lliura de bolets frescos

1 ceba, tallada a rodanxes fines i separada en anelles

Pebrot vermell dolç tallat a daus, un grapat

2/3 tassa de vinagre d'estragó

½ tassa d'oli de canola

1 cullerada. sucre

1 gra d'all picat

Un raig de salsa de xili

1 1/2 culleradeta. sal

2 cullerades. cascada

Mètode

Afegiu totes les verdures i altres ingredients a un bol gran, excepte els pebrots vermells, els bolets i la ceba. Barregeu-los bé. Afegiu els bolets i la ceba a la barreja i barregeu-ho suaument fins que tots els ingredients estiguin ben barrejats. Tapeu el bol i refrigereu-ho durant la nit o 8 hores. Espolseu pebre vermell sobre l'amanida abans de servir.

Gaudeix!

Amanida de quinoa, menta i tomàquet

ingredients

1 ¼ tassa de quinoa 1/3 tassa de panses 2 tomàquets 1 ceba picada finament

10 raves ½ cogombre, 1/2, tallats a daus

2 cullerades. Ametlla en escates lleugerament torrada

tassa de menta fresca picada

2 cullerades. Julivert fresc picat finament

1 culleradeta. Tassa de comí mòlt Suc de llima 2 cullerades. Oli de sèsam 2 ½ tasses d'aigua Sal al gust

Mètode

Agafeu una cassola i afegiu-hi l'aigua i una mica de sal. Portar a ebullició i afegir la quinoa i les panses. Tapar i coure a foc lent durant 12-15 minuts. Retireu-ho del foc i deixeu-ho refredar. Escorreu la quinoa i transferiu-la a un bol. En un bol de mida mitjana, combineu la ceba, el rave, el cogombre, les ametlles i els tomàquets. Remeneu-ho suaument. Combina la quinoa.

Amaniu-lo amb espècies, oli i herbes aromàtiques. Afegiu sal al gust.

Refrigerar durant 2 hores. Servir fred.

Gaudeix!

Recepta d'amanida de xucrut

ingredients

1 llauna de xucrut rentat i ben escorregut

1 tassa de pastanagues ratllades

1 tassa de pebrot verd picat finament

1 pot de pebrots tallats a daus i escorreguts

1 tassa d'api picat finament

1 tassa de ceba picada finament

tassa de sucre

½ tassa d'oli de canola

Mètode

Combina tots els ingredients en un bol gran i barregem bé. Tapeu el bol amb una tapa i refrigereu-ho durant la nit o fins a 8 hores. Servir fred.

Gaudeix!

Amanida ràpida de cogombre

ingredients

4 tomàquets, tallats en 8 talls

2 cogombres grans ben pelats i tallats a rodanxes fines

¼ tassa de coriandre fresc picat

1 ceba vermella gran, tallada a rodanxes fines

1 llima fresca, espremuda

Sal al gust

Mètode

Col·loqueu els cogombres a rodanxes, els tomàquets, la ceba vermella i el coriandre en un bol gran i barregeu-ho bé. Afegiu el suc de llima a la barreja i barregeu suaument perquè totes les verdures quedin cobertes amb el suc de llima. Condimenteu la barreja amb sal. Serviu immediatament o es pot servir després de refrigerar.

Gaudeix!

Llesques de tomàquet amb una salsa cremosa

ingredients

1 tassa de maionesa

½ tassa Mitja i mitja nata

6 tomàquets, a rodanxes

1 ceba vermella tallada a rodanxes fines

culleradeta. Alfàbrega seca

Unes quantes fulles d'enciam

Mètode

Combina la maionesa i la meitat de nata i la meitat i batem bé. Afegiu la meitat de l'alfàbrega. Cobrir la barreja i refredar. Agafeu un plat i folreu-lo amb fulles d'enciam. Disposeu les rodanxes de tomàquet i les rondelles de ceba. Aboqueu l'amanida freda sobre l'amanida. A continuació, ruixeu la resta de l'alfàbrega. Serviu immediatament.

Gaudeix!

Plat d'amanida de remolatxa

ingredients

4 raïms de remolatxa fresca, sense tiges

2 caps d'escarola belga

2 cullerades. Oli d'oliva

1 lliure de barreja d'enciam de primavera

1 cullerada. Suc de llimona

2 cullerades. Vinagre de vi blanc

1 cullerada. mel

2 cullerades. Mostassa de Dijon

1 culleradeta. Fargola seca

½ tassa d'oli vegetal

1 tassa de formatge feta esmicolat

Sal i pebre al gust

Mètode

Cobriu lleugerament la remolatxa amb oli vegetal. Es rosteix durant uns 45 minuts al forn preescalfat, a 450 graus F o 230 graus C. Peleu la remolatxa i talleu-la a daus. Combina el suc de llimona, la mostassa, la mel, el vinagre i la farigola en una batedora i barreja. Afegeix l'oli d'oliva a poc a poc mentre la batedora funciona. Afegiu sal i pebre al gust. En un bol d'amanida, poseu l'enciam, una quantitat suficient de condiment i barregeu-ho bé. Col·loqueu l'escarola en un plat. Apilar l'amanida verda. Decoreu amb daus de remolatxa i formatge feta.

Gaudeix!

Amanida de pollastre i espinacs

ingredients

5 tasses de pollastre cuit i tallat a daus

2 tasses de raïm verd, a la meitat

1 tassa de pèsols vermells

2 tasses d'espinacs ratllats envasats

2 1/2 tasses d'api a rodanxes fines

7 Oz. Macarrons de colze o espiral cuits

1 pot Cors de carxofa marinats

½ cogombre

3 cebes verdes tallades a rodanxes amb la part superior

Fulles grans d'espinacs, opcional

Rodalles de taronja, opcional

Per al condiment:

½ tassa d'oli de canola

tassa de sucre

2 cullerades. Vinagre de vi blanc

1 culleradeta. sal

½ culleradeta. Ceba mòlta seca

1 culleradeta. Suc de llimona

2 cullerades. Julivert fresc picat

Mètode

Combineu el pollastre, els pèsols, els espinacs, el raïm, l'api, el cor de carxofa, el cogombre, la ceba tendra i la pasta cuita en un bol gran i remeneu-ho. Tapa-ho i posa-ho a la nevera unes hores. Barregeu la resta d'ingredients en un bol a part i refrigereu-los en un recipient tapat. Prepareu l'amaniment just abans de servir l'amanida combinant tots els ingredients i barrejant bé. Barrejar els components i barrejar bé i servir immediatament.

Gaudeix!

Amanida alemanya de cogombre

ingredients

2 cogombres alemanys grans, tallats a rodanxes fines

½ ceba tallada a rodanxes

1 culleradeta. sal

½ tassa de crema agra

2 cullerades. sucre blanc

2 cullerades. vinagre blanc

1 culleradeta. Anet sec

1 culleradeta. julivert sec

1 culleradeta. Mètode del pebre vermell

Col·loqueu els cogombres i els anells de ceba en un plat. Salpebreu les verdures i reserveu-les almenys 30 minuts. Esprémer l'excés de suc dels cogombres després de marinar. Barregeu la crema agra, el vinagre, l'anet, el julivert i el sucre en un bol amb el vinagre, l'anet i el julivert. Aboqueu les rodanxes de cogombre i ceba amb aquest amaniment. Refrigerar durant la nit o almenys durant 8 hores. Just abans de servir, espolvoreu el pebre vermell sobre l'amanida.

Gaudeix!

Amanida de cítrics colorida amb un amaniment únic

ingredients

1 llauna de mandarines ¼ tassa de julivert fresc picat finament

Enciam de fulla, opcional

½ aranja pelada i dissecada

½ cogombre petit

1 tomàquet a rodanxes petites

½ ceba vermella petita

½ culleradeta. sucre morè

3 cullerades. Amaniment per amanida francesa o italiana

1 culleradeta. Suc de llimona

1 pessic d'estragó sec

1 culleradeta. Alfàbrega seca

culleradeta. Pebre

Mètode

Poseu les taronges en un bol petit després d'haver escorregut el suc i reserveu-les. Reserva el suc. Agafeu un bol petit i afegiu-hi el julivert, l'alfàbrega, l'estragó, l'amaniment d'amanides, el suc de llimona, el suc de taronja, el sucre moreno i el pebre. Bateu la barreja fins que quedi suau. Poseu les fulles d'enciam en un plat. Disposeu les fruites una per una. Aboqui l'amaniment sobre la fruita i serveix.

Gaudeix!

Amanida de patata, pastanaga i remolatxa

ingredients

2 remolatxes, bullides i tallades a rodanxes

4 Patates petites, bullides i tallades a daus

2 pastanagues petites, bullides i tallades a rodanxes

3 cebes verdes, picades

3 escabetx d'anet petits, tallats a daus

¼ tassa d'oli vegetal

2 cullerades. vinagre de xampany

Sal al gust

Mètode

Combineu tots els ingredients i barregeu bé per barrejar els sabors.

Refrigerar unes hores i servir ben fred.

Gaudeix!

Amanida d'espinacs i mores

ingredients

3 tasses d'espinacs petits, rentats i escorreguts d'aigua

1 pinta de mores fresques

1 pinta de tomàquets cherry

1 ceba verda a rodanxes

¼ tassa de nous picades fines

6 unces de formatge feta esmicolat

½ tassa de flors comestibles

Amaniment de cansalada o vinagre balsàmic a la vostra elecció

Mètode

Barregeu els espinacs, les mores, els tomàquets cherry, les cebes tendents, les nous barrejant-los. Afegiu-hi el formatge i torneu a remenar. Aquesta amanida té un bon gust; amb o sense amanida per amanides. Si voleu afegir un amaniment, utilitzeu la salsa de cansalada o un munt de vinagre balsàmic que trieu. Abans de servir, guarniu amb flors comestibles de la vostra elecció.

Gaudeix!

Amanida de verdures amb formatge suís

ingredients

1 tassa de ceba verde, a rodanxes

1 tassa d'api, tallat a rodanxes

1 tassa de pebrot verd

1 tassa d'olives farcides de pebrot

6 tasses d'enciam triturat

1/3 tassa d'oli vegetal

2 tasses de formatge suís ratllat

2 cullerades. vinagre de vi negre

1 cullerada. Mostassa de Dijon

Sal i pebre al gust

Mètode

Combina les olives, la ceba, l'api i el pebrot verd en un bol d'amanida i barreja-ho bé. Batre l'oli, la mostassa i el vinagre en un bol petit. Amaniu l'amaniment amb sal i pebre. Espolseu el condiment per sobre de les verdures. Refrigerar durant la nit o diverses hores. Abans de servir, folreu el plat amb fulles d'enciam. Barrejar el formatge amb les verdures. Poseu l'amanida a l'enciam. Completa amb formatge ratllat. Serviu immediatament.

Gaudeix!

Saborosa amanida de pastanaga

ingredients

2 lliures de pastanagues, pelades i tallades a rodanxes diagonals fines

½ tassa d'ametlla en escates

1/3 tassa de nabius secs

2 tasses de coca

2 grans d'all picats

1 paquet de formatge blau danès esmicolat

1 cullerada. vinagre de sidra de poma

¼ tassa d'oli d'oliva verge extra

1 culleradeta. mel

1-2 pessics de pebre negre recent mòlt

Sal al gust

Mètode

Combina les pastanagues, els alls i les ametlles en un bol. Afegiu-hi una mica d'oli d'oliva i barregeu-ho bé. Afegiu sal i pebre al gust. Transferiu la barreja a una safata de forn i coure al forn preescalfat durant 30 minuts a 400 graus F o 200 graus C. Traieu del forn quan la vora es torni marró i deixeu-los refredar. Transferiu la barreja de pastanaga a un bol. Afegiu-hi la mel, el vinagre, els nabius i el formatge i barregeu-ho bé. Incorporeu-hi la coca i serviu immediatament.

Gaudeix!

Amanida de verdures marinades

ingredients

1 llauna de pèsols petits, escorreguts

1 llauna de mongetes verdes, escorregudes

1 llauna Blat de moro blanc o clips de sabates, escorreguts

1 ceba mitjana, tallada a rodanxes fines

¾ tassa d'api picat finament

2 cullerades. Piments picats

½ got de vinagre de vi blanc

½ tassa d'oli vegetal

tassa de sucre

½ culleradeta. Pebre ½ culleradeta. sal

Mètode

Agafeu un bol gran i combineu els pèsols, el blat de moro i les mongetes. Afegiu l'api, la ceba i el pebrot vermell i barregeu bé la barreja. Agafeu una cassola. Posar tots els altres ingredients i coure a foc lent. Remeneu contínuament fins que el sucre s'hagi dissolt. Aboqueu la salsa sobre la barreja de verdures. Tapeu el bol amb una tapa i refrigereu-ho durant la nit. Podeu conservar-lo durant diversos dies a la nevera. Servir fred.

Gaudeix!

Amanida de blat de moro de color torrat

ingredients

8 Blat de moro fresc amb closques1 Pebrot vermell, tallat a daus

1 pebrot verd, tallat a daus

1 ceba vermella, picada

1 tassa de coriandre fresc picat

½ tassa d'oli d'oliva

4 grans d'all, triturats i després picats

3 llimes

1 culleradeta. sucre blanc

Sal i pebre al gust

1 cullerada. salsa picant

Mètode

Agafeu una olla gran i poseu-hi el blat de moro. Aboqueu aigua i poseu el blat de moro en remull durant 15 minuts. Traieu les sedes de les closques de blat de moro i reserveu-les. Agafeu una graella i preescalfeu-la a alta temperatura. Poseu el blat de moro a la planxa i deixeu-ho coure durant 20 minuts. Gireu-los de tant en tant. Deixeu refredar i llenceu les peles. Agafeu una batedora i aboqueu-hi l'oli d'oliva, el suc de llima, la salsa calenta i barregeu-ho. Afegiu-hi el coriandre, l'all, el sucre, la sal i el pebre. Barrejar per formar una mescla llisa. Espolvorear el blat de moro. Serviu immediatament.

Gaudeix!

Cogombre cremós

ingredients

3 cogombres, pelats i tallats a rodanxes fines

1 ceba, tallada a rodanxes

2 tasses d'aigua

¾ tassa de nata per muntar

¼ tassa de vinagre de sidra

Julivert fresc picat, opcional

tassa de sucre

½ culleradeta. sal

Mètode

Afegiu l'aigua i saleu el cogombre i la ceba, deixeu-ho en remull almenys 1 hora. Escorreu l'excés d'aigua. Batre la nata i el vinagre en un bol fins que quedi homogeni. Afegiu-hi els cogombres i la ceba en escabetx. Barrejar bé per cobrir uniformement. Posar a la nevera unes hores. Abans de servir, espolvorear amb julivert.

Gaudeix!

Amanida de tomàquet i bolets marinats

ingredients

12 oz de tomàquets cherry, a la meitat

1 paquet de bolets frescos

2 cebes verdes tallades a rodanxes

tassa de vinagre balsàmic

1/3 tassa d'oli vegetal

1 1/2 culleradeta. sucre blanc

½ culleradeta. Pebre negre mòlt

½ culleradeta. sal

½ tassa d'alfàbrega fresca picada

Mètode

En un bol, batem el vinagre balsàmic, l'oli, el pebre, la sal i el sucre fins que quedi homogeni. Agafeu un altre bol gran i barregeu els tomàquets, les cebes, els bolets i l'alfàbrega. Fes bé. Afegiu l'amaniment i arrebosseu les verdures uniformement. Tapeu el bol i refredeu-ho durant 3-5 hores. Servir fred.

Gaudeix!

Amanida de mongetes

ingredients

1 llauna de mongetes pintos, rentades i escorregudes

1 llauna de cigrons o mongetes, rentades i escorregudes

1 llauna de mongetes verdes

1 llauna de mongetes de cera, escorregudes

¼ tassa de pebrot verd juliana

8 cebes verdes, tallades a rodanxes

½ tassa de vinagre de sidra

tassa d'oli de canola

tassa de sucre

½ culleradeta. sal

Mètode

Combina els fesols junts en un bol gran. Afegiu el pebrot verd i la ceba a les mongetes. En un pot tapat batem el vinagre de sidra, el sucre, l'oli i la sal per formar una salsa llisa. Deixeu que el sucre es dissolgui completament a l'amaniment. Aboqueu-hi la barreja de mongetes i barregeu-ho bé. Tapeu la barreja i refrigereu-ho durant la nit.

Gaudeix!

Amanida de remolatxa amb all

ingredients

6 Remolatxes, bullides, pelades i tallades a rodanxes

3 cullerades. Oli d'oliva

2 cullerades. vinagre de vi negre

2 grans d'all

Sal al gust

Llesques de ceba verda, unes quantes per guarnir

Mètode

Combina tots els ingredients en un bol i barregem bé. Serviu immediatament.

Gaudeix!

Blat de moro marinat

ingredients

1 tassa de blat de moro congelat

2 cebes verdes, tallades a rodanxes fines

1 cullerada. Pebrot verd picat

1 fulla d'enciam, opcional

¼ tassa de maionesa

2 cullerades. Suc de llimona

culleradeta. Mostassa mòlta

culleradeta. sucre

1-2 pessics de pebre recent mòlt

Mètode

Barregeu la maionesa amb el suc de llimona, la mostassa en pols i el sucre en un bol gran. Bateu-ho bé fins que quedi suau. Afegiu blat de moro, pebrot verd i ceba a la maionesa. Condimenteu la barreja amb sal i pebre. Tapa i refreda a la nevera durant la nit o almenys 4-5 hores. Abans de servir, folreu el plat amb enciam i poseu-hi l'amanida per sobre.

Gaudeix!

Amanida de pèsols

ingredients

8 llesques de cansalada

1 paquet de pèsols congelats, descongelats i escorreguts

½ tassa d'api picat

½ tassa de ceba verde picada

2/3 tassa de crema agra

1 tassa d'anacards picats

Sal i pebre al gust

Mètode

Col·loqueu la cansalada en una paella gran i cuini a foc mitjà a mitjà-alt fins que els dos costats estiguin daurats. Escorreu l'oli addicional amb una tovallola de paper i tritureu la cansalada. Mantingueu-ho a un costat. Barregeu l'api, els pèsols, els escalunyes i la crema agra en un bol de mida mitjana. Barrejar bé amb una mà suau. Afegiu els anacards i la cansalada a l'amanida just abans de servir. Serviu immediatament.

Gaudeix!

Amanida de naps

ingredients

¼ tassa de pebre vermell dolç, picat

4 tasses de naps pelats ratllats

¼ tassa de ceba verde

¼ tassa de maionesa

1 cullerada. vinagre

2 cullerades. sucre

culleradeta. Pebre

culleradeta. sal

Mètode

Aconsegueix un bol. Barrejar el xili, la ceba i barrejar. Agafeu un altre bol per preparar l'amaniment. Barrejar la maionesa, el vinagre, el sucre, la sal i el pebre i barrejar bé. Aboqueu la barreja sobre les verdures i barregeu-ho bé. Agafeu els naps en un bol, afegiu aquesta barreja als naps i barregeu-ho bé. Refrigerar la verdura durant la nit o durant diverses hores. Més marinada incorporarà més sabor. Servir fred.

Gaudeix!

Amanida d'alvocat de poma

ingredients

1 paquet de verdures infantils

¼ tassa de ceba vermella, picada

½ tassa de nous picades

1/3 tassa de formatge blau esmicolat

2 culleradetes. Pela de llimona

1 poma, pelada, pelada i tallada a rodanxes

1 alvocat, pelat, pelat i tallat a daus

4 mandarines, espremides

½ llimona, espremuda

1 gra d'all picat

2 cullerades. Oli d'oliva Sal al gust

Mètode

Barregeu les verdures, els fruits secs, les cebes vermelles, el formatge blau i la ratlladura de llimona en un bol. Barregeu bé la barreja. Barregeu vigorosament el suc de mandarina, la ratlladura de llimona, el suc de llimona, l'all picat, l'oli d'oliva. Condimenteu la barreja amb sal. Aboqui l'amanida i barregeu. Afegiu la poma i l'alvocat al bol i barregeu-ho just abans de servir l'amanida.

Gaudeix!

Amanida de blat de moro, mongetes i ceba

ingredients

1 llauna de blat de moro sencer, rentat i escorregut

1 llauna de pèsols, rentats i escorreguts

1 llauna de mongetes verdes, escorregudes

1 pot de pebrots, escorregut

1 tassa d'api picat finament

1 ceba, picada finament

1 pebrot verd, picat finament

1 tassa de sucre

½ tassa de vinagre de sidra

½ tassa d'oli de canola

1 culleradeta. sal

½ culleradeta. Pebre

Mètode

Agafeu un bol d'amanida gran i combineu la ceba, el pebrot verd i l'api. Mantingueu-ho a un costat. Agafeu una cassola i aboqueu-hi el vinagre, l'oli, el sucre, la sal i el pebre i deixeu-ho bullir. Retirar del foc i deixar refredar la barreja. Espolvoreu les verdures i remeneu-les bé per cobrir les verdures uniformement. Refrigerar durant diverses hores o tota la nit. Servit fred.

Gaudeix!

Amanida vegetariana italiana

ingredients

1 llauna Cors de carxofa, escorreguts i tallats a quarts

5 tasses d'enciam romaní, esbandit, assecat i picat

1 pebrot vermell, tallat a tires

1 pastanaga 1 ceba vermella a rodanxes fines

tassa d'olives negres

tassa d'olives verdes

½ cogombre

2 cullerades. Formatge romà ratllat

1 culleradeta. Fargola fresca picada

½ tassa d'oli de canola

1/3 tassa de vinagre d'estragó

1 cullerada. sucre blanc

½ culleradeta. Mostassa en pols

2 grans d'all picats

Mètode

Aconsegueix un recipient mitjà amb una tapa hermètica. Aboqueu l'oli de colza, el vinagre, la mostassa seca, el sucre, la farigola i l'all. Tapeu el recipient i bateu-ho enèrgicament per formar una barreja homogènia. Transferiu la barreja a un bol i hi poseu els cors de carxofa. Posar a la nevera i deixar marinar tota la nit. Agafeu un bol gran i combineu l'enciam, la pastanaga, el pebrot vermell, la ceba vermella, l'oliva, el cogombre i el formatge. Agiteu suaument. Afegiu sal i pebre per condimentar. Barrejar amb les carxofes. Deixar marinar durant quatre hores. Servir fred.

Gaudeix!

Amanida de pasta de marisc

ingredients

1 paquet de pasta tricolor

3 tiges d'api

1 lb imitació de carn de cranc

1 tassa de pèsols congelats

1 tassa de maionesa

½ cullerada. sucre blanc

2 cullerades. vinagre blanc

3 cullerades. llet

1 culleradeta. sal

culleradeta. Pebre negre mòlt

Mètode

Bullir una olla amb aigua abundant amb sal, afegir la pasta i coure durant 10 minuts. Quan la pasta bulli, afegiu-hi els pèsols i la carn de cranc. En un bol gran barregeu els altres ingredients esmentats i reserveu-ho una estona. Combina els pèsols, la carn de cranc i la pasta. Serviu immediatament.

Gaudeix!

Amanida de verdures a la planxa

ingredients

1 lliura d'espàrrecs frescos tallats

2 carbassons, tallats a la meitat longitudinalment i retallats al final

2 carbassons grocs

1 ceba vermella gran a rodanxes

2 pebrots vermells, tallats a la meitat i sense llavors.

½ tassa d'oli d'oliva verge extra

got de vinagre de vi negre

1 cullerada. Mostassa de Dijon

1 gra d'all picat

Sal i pebre negre mòlt al gust

Mètode

Escalfeu i escalfeu les verdures durant 15 minuts, després traieu les verdures de la graella i talleu-les a trossos petits. Afegiu-hi la resta d'ingredients i barregeu l'amanida perquè totes les espècies quedin ben barrejades. Serviu immediatament.

Gaudeix!

Deliciosa amanida de blat de moro d'estiu

ingredients

6 espigues de blat de moro pelades i totalment netes

3 tomàquets grans tallats a trossos

1 ceba gran picada

¼ tassa d'alfàbrega fresca picada

tassa d'oli d'oliva

2 cullerades. vinagre blanc

Sal i pebre

Mètode

Agafeu una cassola gran, poseu aigua i sal i deixeu-ho bullir. Cuini el blat de moro en aquesta aigua bullint i, a continuació, afegiu-hi tots els ingredients indicats. Barrejar bé la barreja i posar a la nevera. Servir fred.

Gaudeix!!

Amanida de pèsols cruixents amb caramel

ingredients

8 llesques de cansalada

1 paquet de pèsols secs congelats

½ tassa d'api picat

½ tassa de ceba verde picada

2/3 tassa de crema agra

1 tassa d'anacards picats

Sal i pebre segons els vostres gustos

Mètode

Cuini la cansalada en una paella a foc mitjà fins que estigui daurada.

Barregeu els altres ingredients en un bol, excepte els anacards. Finalment, afegiu-hi la cansalada i els anacards. Barrejar bé i servir immediatament.

Gaudeix!

Amanida màgica de mongetes negres

ingredients

1 llauna de mongetes negres, esbandides i escorregudes

2 llaunes de farina de blat de moro seca

8 cebes verdes picades

2 pebrots jalapeños sense llavors i picats

1 pebrot verd picat

1 alvocat pelat, pelat i tallat a daus.

1 pot de pebrots pi

3 tomàquets sense llavors i tallats a trossos

1 tassa de coriandre fresc picat

1 llima espremuda

½ tassa de condiment per amanida italiana

½ culleradeta. sal d'all especiada

Mètode

Agafeu un bol gran i poseu-hi tots els ingredients. Remenem bé perquè es barregin bé. Serviu immediatament.

Gaudeix!

Molt bona amanida grega

ingredients

3 tomàquets madurs grans tallats a trossos

2 cogombres pelats i tallats

1 ceba vermella petita picada

tassa d'oli d'oliva

4 culleradetes. suc de llimona

½ culleradeta. orenga seca

Sal i pebre al gust

1 tassa de formatge feta esmicolat

6 olives negres gregues, sense pinyol i tallades a rodanxes

Mètode

Agafeu un bol de mida mitjana i barregeu molt bé els tomàquets, el cogombre i la ceba i deixeu la barreja durant cinc minuts. Espolvorear la mescla amb l'oli, el suc de llimona, l'orenga, la sal, el pebre, la feta i les olives. Retirar del forn i servir immediatament.

Gaudeix!!

Increïble amanida tailandesa de cogombre

ingredients

3 cogombres grans pelats que s'han de tallar a rodanxes d'¼ de polzada i s'han de treure les llavors

1 cullerada. sal

½ tassa de sucre blanc

½ tassa de vinagre de vi d'arròs

2 pebrots jalapeños picats

¼ tassa de coriandre picat

½ tassa de cacauets mòlts

Mètode

Combina tots els ingredients en un bol gran i barregem bé. Salpebreu al gust i serviu-ho fred.

Gaudeix!

Amanida d'alfàbrega de tomàquet alta en proteïnes

ingredients

4 tomàquets madurs grans a rodanxes

1 lliura de formatge mozzarella fresc tallat a rodanxes

1/3 tassa d'alfàbrega fresca

3 cullerades. oli d'oliva verge extra

Sal marina fina

Pebre negre mòlt fresc

Mètode

En un plat, alterna i superposa les rodanxes de tomàquet i mozzarella.

Finalment espolvorear amb un raig d'oli d'oliva, sal marina fina i pebre.

Serviu-ho fred, amanit amb fulles d'alfàbrega.

Gaudeix!

Amanida ràpida d'alvocat i cogombre

ingredients

2 cogombres mitjans tallats a daus

2 daus d'alvocat

4 cullerades. coriandre fresc picat

1 gra d'all picat

2 cullerades. ceba verda picada

culleradeta. sal

pebre negre

llimona gran

1 llima

Mètode

Agafeu els cogombres, l'alvocat i el coriandre i barregeu-los bé. Finalment afegiu-hi pebre, llimona, llima, ceba i all. Tira-ho bé. Serviu immediatament.

Gaudeix!

Amanida d'ordi amb tomàquet i feta

ingredients

1 tassa de pasta orzo crua

tassa d'olives verdes sense pinyol

1 tassa de feta tallada a daus

3 cullerades. Presley fresc picat

1 tomàquet madur picat

tassa d'oli d'oliva verge

tassa de suc de llimona

Sal i pebre

Mètode

Cuini l'ordi segons les instruccions del fabricant. Agafeu un bol i barregeu molt bé l'ordi, les olives, el julivert, l'anet i el tomàquet. Finalment salpebrem i afegim la feta per sobre. Serviu immediatament.

Gaudeix!

Amanida anglesa de cogombre i tomàquet

ingredients

8 tomàquets romans o tomàquets de dàtils

1 cogombre anglès, pelat i tallat a daus

1 tassa de Jicama, pelada i picada finament

1 pebrot groc petit

½ tassa de ceba vermella, tallada a daus

3 cullerades. Suc de llimona

3 cullerades. oli d'oliva verge extra

1 cullerada. julivert sec

1-2 pessic de pebrot

Mètode

Combina els tomàquets, el pebrot, el cogombre, la jícama i la ceba vermella en un bol. Fes bé. Aboqui l'oli d'oliva, el suc de llimona i arrebossem la barreja. Espolvorear el julivert i barrejar. Condimenteu-ho amb sal i pebre. Servir immediatament o fred.

Gaudeix!

Amanida d'albergínia de l'àvia

ingredients

1 albergínia

4 tomàquets, tallats a daus

3 ous, durs, tallats a daus

1 ceba, picada finament

½ tassa de condiment per amanida francesa

½ culleradeta. Pebre

Sal, per condimentar, opcional

Mètode

Rentar les albergínies i tallar-les per la meitat longitudinalment. Agafeu una safata de forn i unteu-la amb oli d'oliva. Col·loqueu les albergínies tallades cap avall a la safata de forn untada. Coure al forn durant 30-40 minuts a 350 graus F. Retirar i deixar refredar. Peleu les albergínies. Talleu-los a daus petits. Agafeu un bol gran i transferiu-hi les albergínies. Afegiu-hi la ceba, els tomàquets, l'ou, el condiment, el pebre i la sal. Fes bé. Congelar almenys 1 hora a la nevera i servir.

Gaudeix!

Amanida de pastanaga, cansalada i bròquil

ingredients

2 caps Bròquil fresc, picat

½ lliura de cansalada

1 manat de cebes verdes, picades

½ tassa de pastanagues picades

½ tassa de panses, opcional

1 tassa de maionesa

½ tassa de vinagre blanc destil·lat

1-2 pessic de pebre

Sal al gust

Mètode

Cuini la cansalada en una paella gran i profunda a foc mitjà-alt fins que estigui daurada. Escórrer i esmicolar. Combina el bròquil, les cebes verdes, les pastanagues i la cansalada en un bol gran. Afegiu sal i pebre. Emetre correctament. Agafeu un recipient o bol petit i poseu-hi la maionesa i el vinagre i bateu-ho. Transferiu l'amaniment a la barreja de verdures. Amaniu les verdures amb una mà delicada. Refrigerar almenys 1 hora i servir.

Gaudeix!

Amanida de cogombre i tomàquet amb crema agra

ingredients

3-4 cogombres, pelats i tallats a rodanxes

2 fulles d'enciam, per decorar, opcional

5-7 llesques de tomàquet,

1 ceba, tallada a rodanxes fines

1 cullerada. Cibulet picat

½ tassa de crema agra

2 cullerades. vinagre blanc

½ culleradeta. Llavors d'anet

culleradeta. Pebre

Un polsim de sucre

1 culleradeta. sal

Mètode

Col·loqueu les rodanxes de cogombre en un bol i salpebreu-les. Marinar durant 3-4 hores a la nevera. Traieu el cogombre i renteu-lo. Escorreu tot el líquid i transferiu-lo a una amanida gran. Afegir la ceba i reservar. Agafeu un bol petit i combineu el vinagre, la crema agra, el cibulet, les llavors d'anet, el pebre i el sucre. Batre la barreja i abocar-la sobre la barreja de cogombre. Agiteu suaument. Disposar bé el plat amb enciam i tomàquet. Serviu immediatament.

Gaudeix!

Amanida de Tortellini de tomàquet

ingredients

1 lliura de pasta de tortellini

3 tomàquets pelats tallats per la meitat

3 unces de salami dur, tallat a daus

2/3 tassa d'api a rodanxes

¼ tassa d'olives negres a rodanxes

½ tassa de pebrot vermell

1 cullerada. Ceba vermella, tallada a daus

1 cullerada. Pasta de tomàquet

1 gra d'all picat

3 cullerades. vinagre de vi negre

3 cullerades. Vinagre balsàmic

2 culleradetes. Mostassa de Dijon

1 culleradeta. mel

1/3 tassa d'oli d'oliva

1/3 tassa d'oli vegetal

¾ tassa de provola ratllada

¼ tassa de julivert fresc picat

1 culleradeta. Romaní fresc picat

1 cullerada. Suc de llimona

Pebre i sal al gust

Mètode

Cuini la pasta segons les instruccions del paquet. Abocar aigua freda i escórrer. Mantingueu-ho a un costat. Amb un grill, coure els tomàquets fins que la pell estigui parcialment ennegrida. Ara processeu el tomàquet a la batedora. Afegiu-hi el puré de tomàquet, vinagres, all, mel i mostassa i torneu a barrejar. Afegiu a poc a poc l'oli d'oliva i l'oli vegetal i bateu fins que quedi homogeni. Afegiu sal i pebre. Combina la pasta amb totes les verdures, les herbes, el salami i el suc de llimona en un bol. Aboqueu-hi l'amaniment i barregeu-ho bé. Servir.

Gaudeix!

Bròquil i cansalada en salsa de maionesa

ingredients

1 manat de bròquil, tallat a flors

½ ceba vermella petita, tallada finament

1 tassa de mozzarella ratllada

8 tires de cansalada, cuita i esmicolada

½ tassa de maionesa

1 cullerada. Vinagre de vi blanc

tassa de sucre

Mètode

Col·loqueu el bròquil, la cansalada cuita, la ceba i el formatge en una amanida gran. Barrejar amb una mà suau. Tapar i reservar. Barregeu la maionesa, el vinagre i el sucre en un recipient petit. Batre contínuament fins que el sucre es dissol i formi una mescla homogènia. Aboqui l'amaniment sobre la barreja de bròquil i recobrir uniformement. Serviu immediatament.

Gaudeix!

Amanida de pollastre amb crema de cogombre

ingredients

2 llaunes de nuggets de pollastre, escorreguts del seu suc

1 tassa de raïm verd sense llavors, a la meitat

½ tassa de pacanes o ametlles picades

½ tassa d'api picat

1 llauna de mandarines, escorreguda

¾ tassa de salsa cremosa d'amanida de cogombre

Mètode

Agafeu un bol d'amanida gran i profund. Transferiu el pollastre, l'api, el raïm, les taronges i les pacanes o les ametlles que trieu. Agiteu suaument. Afegiu l'amaniment d'amanida de cogombre. Cobriu la barreja de pollastre i verdures uniformement amb l'amaniment cremós. Serviu immediatament.

Gaudeix!

Verdures amb salsa de rave picant

ingredients

¾ tassa de flors de coliflor

tassa de cogombre

¼ tassa de tomàquet picat amb llavors

2 cullerades. Raves a rodanxes

1 cullerada. Ceba verde a rodanxes

2 cullerades. Api tallat a daus

¼ tassa de formatge americà tallat a daus

Per al condiment:

2 cullerades. maionesa

1-2 cullerades. sucre

1 cullerada. Rave picant llest

1/8 culleradeta. Pebre

culleradeta. sal

Mètode

Barregeu la coliflor, el cogombre, el tomàquet, l'api, el rave, la ceba verda i el formatge en un bol gran. Mantingueu-ho a un costat. Aconsegueix un bol petit. Barregeu la maionesa, el sucre, el rave picant fins que el sucre es dissolgui i formi una mescla homogènia. Aboqui el condiment sobre les verdures i barregeu-ho bé. Refrigerar durant 1-2 hores. Servir fred.

Gaudeix!

Amanida de pèsols dolços i pasta

ingredients

1 tassa de macarrons

2 tasses de pèsols congelats

3 ous

3 cebes verdes, picades

2 tiges d'api, picades

¼ tassa de salsa d'amanida ranxo

1 culleradeta. sucre blanc

2 culleradetes. Vinagre de vi blanc

2 escabetx dolços

1 tassa de formatge cheddar ratllat

¼ de pebre negre recent mòlt

Mètode

Coure la pasta en aigua bullint. Afegiu-hi una mica de sal. En acabar, esbandiu-lo amb aigua freda i escorreu-lo. Agafeu una cassola i ompliu-la d'aigua freda. Afegir els ous i portar a ebullició. Retirar del foc i tapar. Deixeu reposar els ous en aigua tèbia durant 10-15 minuts. Retireu els ous de l'aigua tèbia i deixeu-los refredar. Peleu la pell i piqueu-la. Agafeu un bol petit i combineu l'amaniment d'amanida, el vinagre i el sucre. Barregeu bé i rectifiqueu de sal i pebre negre acabat de mòlt. Combina la pasta, els ous, les verdures i el formatge. Aboqueu-hi l'amaniment i barregeu-ho. Servir fred.

Gaudeix!

Amanida de pebrot de color

ingredients

1 pebrot verd, tallat a tires en juliana

1 pebrot groc dolç, tallat a tires en juliana

1 pebrot vermell dolç, tallat a tires en juliana

1 pebrot morat, tallat en juliana

1 ceba vermella tallada a juliana

1/3 tassa de vinagre

tassa d'oli de canola

1 cullerada. sucre

1 cullerada. Alfàbrega fresca picada

culleradeta. sal

Un polsim de pebre

Mètode

Agafeu un bol gran i barregeu tots els pebrots i barregeu-ho bé. Afegiu la ceba i torneu a barrejar. Agafeu un altre bol i afegiu-hi els altres ingredients i barregeu enèrgicament la barreja. Aboqui l'amaniment sobre la barreja de pebrot i ceba. Barrejar bé per arrebossar les verdures. Tapeu la barreja i poseu-la a la nevera tota la nit. Servir fred.

Gaudeix!

Amanida de pollastre, tomàquets secs i pinyons amb formatge

ingredients

1 barra de pa italià, tallada a daus

8 tires de pollastre a la planxa

½ tassa de pinyons

1 tassa de tomàquets secs

4 cebes verdes tallades a trossos d'1/2 polzada

2 paquets d'amanida mixta

3 cullerades. oli d'oliva verge extra

½ culleradeta. sal

½ culleradeta. Pebre negre recent mòlt

1 culleradeta. All en pols

8 unces de formatge feta, esmicolat

1 tassa de vinagreta balsàmica

Mètode

Barregeu el pa italià i l'oli d'oliva. Amaniu-ho amb sal, all en pols i sal. Col·loqueu la barreja en una sola capa a la safata untada de 9 x 13 polzades. Col·loqueu-lo a la graella preescalfada i deixeu-ho coure fins que estigui daurat i torrat. Retirar del forn i deixar refredar. Folreu els pinyons en una safata de forn i poseu-los a la graella inferior del forn de la brasa i torrau-los amb cura. En un bol petit, agafeu aigua calenta i submergiu els tomàquets secs al sol fins que estiguin suaus. Talleu els tomàquets. En una amanida, barregeu totes les verdures verdes; afegiu-hi els tomàquets, els pinyons, els crostons, el pollastre a la planxa, la vinagreta i el formatge. Fes bé. Servir.

Gaudeix!

Amanida de mozzarella i tomàquet

ingredients

¼ got de vinagre de vi negre

1 gra d'all picat

2/3 tassa d'oli d'oliva Olives

1 litre de tomàquets cherry a la meitat

1 1/2 tasses de daus de mozzarella parcialment desnatada

¼ tassa de ceba picada

3 cullerades. Alfàbrega fresca picada

Pebre al gust

½ culleradeta. sal

Mètode

Aconsegueix un bol petit. Afegiu-hi el vinagre, l'all picat, sal i pebre i remeneu fins que la sal es dissolgui. Afegiu l'oli i bateu la barreja fins que quedi homogènia. En un bol gran afegim els tomàquets, el formatge, la ceba, l'alfàbrega i barregem suaument. Afegiu el condiment i barregeu-ho bé. Tapeu el bol i poseu-lo a la nevera durant 1 o 2 hores. Remeneu de tant en tant. Servir fred.

Gaudeix!

Amanida de carbassó picant

ingredients

1 ½ cullerada. llavors de sèsam

¼ tassa de brou de pollastre

3 cullerades. Pasta de miso

2 cullerades. Salsa de soja

1 cullerada. Vinagre d'arròs

1 cullerada. Suc de llima

½ culleradeta. Salsa tailandesa de xili

2 culleradetes. sucre morè

½ tassa de ceba verde picada

¼ tassa de coriandre picat

6 carbassons, tallats en juliana

2 fulls de Nori tallats a rodanxes fines

2 cullerades. ametlles en escates

Mètode

Poseu les llavors de sèsam en una paella i poseu-ho a foc mitjà. Coure durant 5 minuts. Remeneu contínuament. Torrat lleugerament. Combina el brou de pollastre, la salsa de soja, la pasta de miso, el vinagre d'arròs, el suc de llima, el sucre moreno, la salsa de xili, les cebes verdes i el coriandre en un bol i barreja. En una amanida gran, barregeu el carbassó i l'amaniment per amanir-los uniformement. Decoreu el carbassó amb llavors de sèsam torrat, ametlles i nori. Serviu immediatament.

Gaudeix!

Amanida de tomàquet i espàrrecs

ingredients

1 lliura d'espàrrecs frescos, tallats a trossos d'1 polzada

4 tomàquets, tallats a rodanxes

3 tasses de bolets frescos, tallats a rodanxes

1 pebrot verd, tallat a tires en juliana

¼ tassa d'oli vegetal

2 cullerades. vinagre de sidra de poma

1 gra d'all picat

1 culleradeta. Fulles seques d'artemisia

culleradeta. Salsa de xili

culleradeta. sal

culleradeta. Pebre

Mètode

En una paella, agafeu una petita quantitat d'aigua i cuini els espàrrecs fins que estiguin cruixents i tendres, uns 4 o 5 minuts. Escorreu-lo i reserveu-lo. En una amanida gran, combineu els bolets amb els tomàquets i el pebrot verd. Combina els altres ingredients restants en un altre bol. Combina la barreja de verdures amb la salsa. Barrejar bé i tapar i refrigerar durant 2 o 3 hores. Servir.

Gaudeix!

Amanida de cogombre amb menta, ceba i tomàquet

ingredients

2 cogombres, tallats a la meitat longitudinalment, sense llavors i tallats a rodanxes

2/3 tassa de ceba vermella picada gruixuda

3 tomàquets, sense llavors i tallats a trossos

½ tassa de fulles de menta fresca picades

1/3 tassa de vinagre de vi negre

1 cullerada. edulcorant granulat sense calories

1 culleradeta. sal

3 cullerades. Oli d'oliva

Un polsim de pebre

Sal al gust

Mètode

Combina els cogombres, l'edulcorant granulat, el vinagre i la sal en un bol gran. Deixeu-ho en remull. S'ha de deixar a temperatura ambient almenys 1 hora per marinar. De tant en tant, remeneu la barreja. Poseu els tomàquets, la ceba, la menta fresca picada. Fes bé. Afegiu l'oli a la barreja de cogombre. Remeneu per cobrir uniformement. Afegiu sal i pebre al gust. Servir fred.

Gaudeix!

Adas salatas

(Amanida de llenties turca)

Ingredients:

2 tasses de llenties, netes

4 tasses d'aigua

tassa d'oli d'oliva

1 ceba, tallada a rodanxes

2-3 grans d'all, tallats a rodanxes

2 culleradetes. Comí en pols

1-2 llimones, només suc

1 ram de julivert, tallat a rodanxes

Salar i augmentar al gust

2 tomàquets, tallats a rodanxes (opcional)

2 ous, durs i tallats a rodanxes (opcional)

Olives negres, opcional

¼ tassa de llet feta, opcional, esmicolada o a rodanxes

Mètode

Afegiu les mongetes i l'aigua a una olla gran i bulliu a foc mitjà-alt. Baixeu el foc, assegureu-ho i prepareu-ho fins que estigui llest. No cuini massa. Escórrer i rentar amb aigua freda. Escalfeu l'oli d'oliva en una paella a foc mitjà. Afegiu-hi la ceba vermella i sofregiu fins que estigui translúcid. Afegiu-hi els grans d'all i el comí i salteu-ho durant 1 o 2 minuts més. Poseu les mongetes en un plat gran i afegiu-hi la ceba vermella, els tomàquets i l'ou. Combina el suc de llimona, el julivert, el boost i la sal. Serviu-ho fresc cobert amb formatge.

Gaudeix!

Ajvar

Ingredients:

3 albergínies mitjanes, a la meitat, al llarg

6-8 pebrots vermells dolços

½ tassa d'oli d'oliva

3 cullerades. Vinagre o suc de taronja acabat de carregar

2-3 grans d'all, tallats a rodanxes

Salar i augmentar al gust

Mètode

Preescalfeu el forn a 475 graus F. Col·loqueu les albergínies amb el tall cap avall en una safata de forn ben oliada i coure fins que els estils s'ennegreixin i les albergínies estiguin fetes, uns 20 minuts. Transferiu-ho a un plat gran i cobriu-ho al vapor durant uns minuts. Col·loqueu els pebrots dolços a la safata de forn i enforneu, girant, fins que la pell s'ennegri i els pebrots estiguin tous, uns 20 minuts més. Transferir a un altre plat i tapar al vapor durant uns minuts. Un cop les verdures netes s'hagin refredat, traieu la polpa d'albergínia en un plat gran o batedora, descartant la resta de les parts. Talleu els pebrots dolços i afegiu-los a les albergínies. Utilitzeu un puré de patates per aixafar l'albergínia i els pebrots fins que quedi suau, però encara una mica brut. Si utilitzeu una batedora, bateu la combinació fins a la textura desitjada.

Gaudeix!

Amanida de Bakdoonsiyyeh

Ingredients:

2 rams de julivert italià, tallat a rodanxes

Copa Tahini

¼ tassa de suc de llimona

Sal al gust

cascada

Mètode

Batre el tahini, fregar el suc de taronja fresc i la sal en un bol fins que quedi suau. Afegiu-hi una cullerada. o dos d'aigua prou per fer un apòsit gruixut. Salpebreu al gust. Afegiu-hi el julivert picat i barregeu-ho. Serviu immediatament.

Gaudeix!

Amanida Rellen

Ingredients:

2 lliures d'api groc, Yukon Gold

½ tassa d'oli

¼ tassa de suc de llima o taronja acabat de carregar net

2-3 lloc de chili amarillo, opcional

Salar i augmentar al gust

2 tasses de farciment

2-3 ous cuits, tallats a rodanxes

6-8 olives negres sense pinyol

Mètode:

Poseu l'api en una cassola amb abundant aigua salada. Escalfeu a ebullició i cuini l'api fins que estigui suau i quedi. Mantingueu-vos de banda. Tritureu l'api amb un puré de patates o tritureu amb un puré de patates fins que quedi suau. Incorporeu l'oli, augmenteu (si s'utilitza), mineral de calci o suc de taronja fresc net i sal al gust. Folreu una cassola de lasanya. Repartiu el 50% de l'api al fons del plat i niveleu. Repartiu el vostre farcit preferit de la mateixa manera sobre l'api. Repartiu l'api restant sobre el farcit de la mateixa manera. Col·loqueu un plat d'ofrena cap per avall a sobre del plat causa. Amb les dues mans, gireu un plat a un altre, deixant caure la causa sobre el plat. Decoreu la causa de manera decorativa amb l'ou dur i les olives i, si voleu, una espècie.

Gaudeix!

Amanida de Curtido

Ingredients:

½ cap de col

1 pastanaga, pelada i ratllada

1 tassa de mongetes

4 tasses d'aigua bullint

3 cebes tendres tallades a rodanxes

½ tassa de vinagre de sidra de poma blanc

½ tassa d'aigua

1 impuls de pebre jalapeño o serrano

½ culleradeta. sal

Mètode

Col·loqueu les verdures i les mongetes en un plat gran resistent a la calor. Afegiu l'aigua amb gas al plat per cobrir les verdures i les mongetes i reserveu uns 5 minuts. Escórrer en un colador, esprémer el màxim de líquid possible. Torneu a posar les verdures i les mongetes al plat i barregeu-les amb la resta d'elements. Deixar reposar a la nevera un parell d'hores. Servir fred.

Gaudeix!

Amanida Gado Gado

ingredients

1 tassa de mongetes verdes, bullides

2 pastanagues, pelades i tallades a rodanxes

1 tassa de mongetes verdes, tallades en trossos de 2 polzades, al vapor

2 Patates, pelades, bullides i tallades a rodanxes

2 tasses d'enciam romaní

1 Cogombres, pelats, tallats en anelles

2-3 tomàquets, tallats a rodanxes

2-3 ous durs, tallats a rodanxes

10-12 Krupuk, galetes de gambes

salsa de cacauet

Mètode

Combina tots els ingredients, excepte l'enciam romaní, i barregem bé.

Serviu l'amanida sobre un llit d'enciam romaní.

Gaudeix!

Hobak Namulu

ingredients

3 Hobak o carbassó, tallat a mitja lluna

2-3 grans d'all, picats

1 culleradeta. sucre

sal

3 cullerades. Marinada de soja

2 cullerades. Oli de sèsam rostit

Mètode

Porta una olla amb aigua al vapor a foc mitjà-alt. Afegiu el triturat i deixeu-ho coure durant aproximadament 1 minut. Escórrer i rentar amb aigua freda. Escorreu de nou. Combina tots els ingredients i barreja bé. Serviu calent amb una selecció de plats japonesos i un àpat principal.

Gaudeix!

Amanida Horiatiki

ingredients

3-4 tomàquets sense llavors i picats

1 cogombre, pelat, sense llavors i picat

1 ceba vermella, tallada a rodanxes

½ tassa d'olives Kalamata

½ tassa de formatge feta, picat o esmicolat

½ tassa d'oli d'oliva

tassa de vinagre de sidra de poma

1-2 grans d'all, picats

1 culleradeta. Origan

Sal i sabor al gust

Mètode

Combina les verdures fresques, les olives i els productes lactis en un plat enorme i no reactiu. En un altre plat, barregeu l'oli d'oliva, el vinagre de sidra de poma, els grans d'all, l'orenga, el condiment i la sal. Aboqueu l'amaniment al plat amb les verdures fresques i barregeu-ho. Deixeu-ho marinar durant mitja hora i serviu calent.

Gaudeix!

Amanida de pollastre Waldorf

Ingredients:

Sal i pebre

De 4,6 a 8 unces de pits d'aus de corral desossats i sense pell, no més grans d'1 polzada, pesats, retallats

½ tassa de maionesa

2 cullerades. suc de llimona

1 culleradeta. Mostassa de Dijon

½ culleradeta. llavors de fonoll mòltes

2 costelles d'api, picades

1 escalunya, picada

1 Granny Smith pelat, pelat, tallat a la meitat i tallat a trossos d'1 polzada

1/2 tassa de nous, picades

1 cullerada. estragó fresc tallat a rodanxes

1 culleradeta. farigola fresca tallada a rodanxes

Mètode

Dissoleu 2 cullerades. sal en 6 tasses d'aigua freda en una cassola. Submergeix les aus de corral en aigua. Escalfeu l'olla amb aigua calenta fins a 170 graus centígrads. Apagueu el foc i deixeu-ho reposar 15 minuts. Torneu les aus de corral a un plat folrat amb tovalloles de paper. Refrigerar fins que les aus de corral estiguin fredes, aproximadament mitja hora. Mentre les aus es refreden, barregeu la maionesa, el suc de llimona, la mostassa, el fonoll mòlt i ¼ de culleradeta. aixecar junts en un plat gran. Assequeu les aus de corral amb esponges i talleu-les a trossos de mitja polzada. Torneu les aus de corral al plat amb la barreja de maionesa. Afegiu-hi la farina de civada, les escalunyes, el suc de poma, les nous, l'estragó i la farigola; tirar per barrejar. Amaniu-ho amb l'impuls i afegiu-hi sal al gust. Servir.

Gaudeix!

www.ingramcontent.com/pod-product-compliance
Lightning Source LLC
Chambersburg PA
CBHW071141080526
44587CB00013B/1701